Td $\frac{59}{19}$.

I0076145

LES
ÉTANGS

DU

BAS-ARMAGNAC,

SUR L'AIR :

Un Castel d'antique structure, etc.,

SUIVIS DE LA

CÉPHALITE,

OU

FIÈVRE ENDÉMIQUE

DE CE MÊME ARMAGNAC,

Par le Vétérinaire J.-B. RHODES, *de Plaisance,*

AUTEUR DE DIFFÉRENTS OUVRAGES SUR LA NATURE,
LES SCIENCES ET LES ARTS.

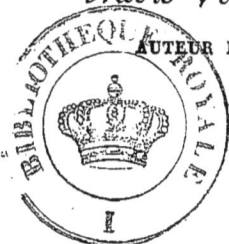

L'observation de la nature et de l'art
est une mine d'or inépuisable, d'où
découle la source de la science.
J.-B. RHODES.

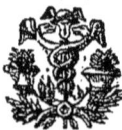

15 Août 1842.
1843

BIBLIOTHEQUE ROYALE

T'd 59/19

Condom : Imprimerie de Dupouy jeune.

PRÉFACE.

L'eau constitue un des plus puissants élémens de la nature. Sans elle rien n'existerait sur la terre : la minéralisation, la végétation, l'animalisation ne pourraient épanouir leurs beaux et miraculeux phénomènes, pour mettre sur la scène du monde ces curieux minéraux, ces brillants végétaux, et ces ambulants et intelligens animaux. En un mot, cet élément crystallin et roulant arrose, rafraichit, abreuve, vivifie tout dans la nature. Aussi cette grande mère de tout ce qui existe a-t-elle eu le plus grand soin de le répandre partout, jusques dans les plus profondes entrailles de la terre.

Cette terre, ce vaste globe qui roule silencieusement dans l'espace pour exécuter son orbe annuel et perpétuel autour du soleil, est sillonnée par une innombrable quantité de sources, de ruisseaux, de rivières et de fleuves, qui constituent le système circulatoire de la nature. Ce système circulatoire roule avec une rapidité et une abondance plus ou moins grandes vers l'Océan, qui constitue son grand débouché et le cœur de cette même nature.

Tous ces vaisseaux hydriques descendent des montagnes et des côtes ou collines, qui constituent leurs parois ou canaux conducteurs, et sont alimentés par les glaces et les neiges éternelles qui couronnent les hautes montagnes, et surtout par les eaux qui tombent de l'atmosphère, que l'Océan y pousse sans cesse sous la puissante pompe aspirante du majestueux soleil qui anime la nature entière.

Les eaux que ces sources, ruisseaux, rivières et fleuves contiennent ne s'arrêtent jamais, depuis leur origine jusqu'à leur embouchure dans l'Océan, si rien ne contrarie leur marche ou ne les arrête dans leur cours; et leur limpidité et pureté sont toujours proportionnées à leur rapidité et aussi à la nature du sol qu'elles sillonnent. Quand quelque obstacle gène ou arrête leur cours elles stagnent et forment, selon l'étendue du sol qu'elles couvrent, des lacs ou des marécages, dans lesquels elles croupissent et y contractent des propriétés plus ou moins malfaisantes et quelquefois même pestilentielles. Tels le sang, la lymphe, la bile, l'urine et tous les autres fluides circulatoires ou secrèts de l'économie animale, s'ils sont gênés ou arrêtés dans leur cours, ils s'arrêtent, s'accumulent, stagnent, se corrompent contre l'obstacle et y causent des engorgemens, ou des maladies plus ou moins graves, qui, selon les circonstances, retentissent quelquefois sur toute l'étendue de l'organisme et causent même la mort.

L'homme, pour établir des *piscines* plus ou moins étendues et des chétives usines, a, dans différens endroits de la terre, arrêté le cours naturél de l'eau des sources et des petits ruisseaux, en établissant des digues en travers des petites vallées d'un côté des collines à l'autre; et ces grands viviers portent le nom d'*Etangs*, parce que sans doute leur eau est *stagnante*.

Le Bas-Armagnac, naturellement marécageux et fourmillant de sources abondantes, était jadis couvert de ces masses d'eau stagnantes; et il en conserve encore une grande quantité, surtout dans la contrée de *Manciet*, où elles constituent des perpétuels foyers d'infection, qui répandent leurs funestes effets jusqu'à de grandes distances. Dans ces étangs on nourrit sans doute beaucoup de poisson; mais ce poisson est loin de compenser cette infection, qui développe dans le pays des fièvres perpétuelles.

On ne fait la pêche de ces étangs qu'une fois par an. Aussitôt que le poisson est pris on l'exporte, sauf la provision des propriétaires de ces étangs, qui en font bombance tout au plus pendant une semaine. Il faut aux habitans du pays des faveurs particulières pour, en payant, en obtenir quelques livres, quoique ce ne soit qu'une fois par an et qu'ils supportent les funestes effets des eaux puantes qui les nourrissent.

Les terres que ces étangs couvrent donneraient au moins dix fois plus de revénu en *pâcages*, *prairies*, et surtout en *cultures de céréales et autres plantes agricoles*, que ces mêmes étangs n'en donnent; et le pays n'aurait plus de perpétuels foyers d'infection.

Quant aux chétifs moulins qu'on y voit dessus, il ne vaut pas la peine d'en parler, tant ils sont de peu d'importance.

On voit, en outre, dans ce pays, une foule de petits marécages et de lieux couverts et humides ou marécageux, qui ajoutent à la puissance pestifère de ces étangs.

C'est cependant dans un tel pays que je me trouve en ce moment. Ayant acheté, dans la commune de Manciet, une propriété appelée *Bellevue*, sans doute à cause de sa pittoresque situation, et y résidant en famille depuis plus d'un an, je me trouve situé pour ainsi dire au centre du pays des étangs. J'y ai été atteint cet été 1842 ainsi que ma famille, de la *fièvre endémique* qui règne perpétuellement dans tout le Bas-Armagnac.

Cette atteinte fiévreuse qui est venue me surprendre à l'âge de quarante-huit ans, à moi qui n'avais encore jamais eu de fièvres, malgré mes divers voyages et les différents pays que j'ai habités, soit en France, soit à l'étranger, et voyant cet Armagnac chaque année en proie à cette tenace affection, j'ai été entraîné, pour y porter remède, à faire l'ouvrage suivant et à le publier.

Cet ouvrage, par sa nature, doit être considéré comme un ouvrage purement *philantropique*; et ceux qui le verront sous un aspect différent ne pourront être considérés que comme des individus aveuglés par quelque puissante *berlue*.

Tout ce que je regrette, c'est de m'être un peu trop pressé pour composer ce même ouvrage, et de l'avoir fait pour ainsi dire à bâtons rompus; car, s'il faut que je le dise, c'est pendant le cours de ma fiévreuse maladie, qui en est le principal sujet et qui ne me permettait pas toujours une énergique réflexion, que je l'ai composé. Si mon empressement à le mettre au jour m'avait permis d'attendre ma guérison complète, nul doute que, plein de santé et d'une plus grande énergie intellectuelle, je ne lui eusse donné une étendue plus grande, une autre force et même une autre vie. Mais, en compensation, si j'ai perdu de ce côté, l'on peut être assuré que j'ai recueilli les faits, surtout sur moi-même, à mesure et pour ainsi dire tels qu'ils se sont présentés; et que par conséquent on doit le considérer comme un ouvrage dicté par la nature. (1)

On dira peut-être que je m'aveugle; mais, non, j'y vois encore clair, et ne dis a ce sujet que la pure vérité. Et si quelque téméraire ne peut le croire, qu'il mette la main à la plume et, par la voie de la presse, qu'il me prouve, s'il l'ose, le contraire; mais je suis certain d'avance qu'il ne le fera pas et qu'il préférera plutôt continuer de hâbler, surtout auprès de ceux qui ne pourront l'entendre, ou qui seront incapables de le juger; car, c'est l'habitude ou mieux la manie ordinaire des critiques ou des censeurs insensés,

> Comparables aux intrépides bohémiens,
> Plutôt que de combattre les armes à la main,
> Ils assassinent hardîment par derrière;
> Et croient de faire une honorable guerre!

Ils tomberont surtout à coups mortels sur la *mesure* de mes vers, qui souvent dépasse, et j'ai à ce sujet mes raisons, celle des vers alexandrins, ils frapperont mes *rimes*; en un mot, ils trouveront à redire sur je ne sais quoi de *superficiel*. Mais qui ne sait que la grande et incorrigible manie de ce siècle est de critiquer à outrance la *forme* des ouvrages, et de ne faire aucune attention sur le *fond*; en un mot, de s'accrocher aux *bagatelles* et de fermer les yeux sur *l'essentiel*? Certainement c'est le propre des esprits légers et des grands enfans : voulant critiquer ou noircir tout, à quelque prix que ce soit, ne faut-il pas, puisqu'ils ne peuvent écorcher le sein ou les entrailles d'un corps, qu'ils en déchirent ou mutilent la surface!

> Pauvre science! Soleil de la civilisation!
> Que tu es noircie par ces implacables démons!
> Aussi, stagnes-tu! et, loin d'aller en avant,
> Marches-tu même à grands pas, en rétrogradant!!

---

(1) L'année dernière, ma maison de Bellevue était un petit hôpital de fièvres, où moi seul en étais exempt. Cette année, elle a constitué un autre petit hôpital où j'ai été le capitaine des fiévreux; et une foule d'autres maisons du voisinage ont été dans la même situation. De sorte que jamais médecin ne s'est trouvé sur un plus favorable théâtre pour étudier cette tenace maladie; mais cela ne suffisait pas; il fallait avoir l'œil d'observation, car, sans lui, on est aveugle dans le sein même des plus abondantes richesses de la nature.

Or, ai-je cet œil? ou bien ne l'ai-je pas?
L'impartialité, la vérité le jugera.

LES ÉTANGS

DU BAS-ARMAGNAC.

Sur l'air :

Un Castel d'antique structure, etc.

Première Partie. (1)

Couplet premier.

Je t'ai donc conquis, pittoresque BELLEVUE !
Toi qui es entouré de funestes étangs
Engendrant des fièvres, presque continues,
Dans tout le pays et même fort au loin ;
Mais enfin l'inestimable trésor de la vie,

(1) La mesure des vers, dans ma poésie, dépasse quelquefois les bornes des vers alexandrins ; et j'ai mes raisons pour adopter cette étendue. On trouvera sans doute à redire sur cet mesure, sur mes rimes, et sur je ne sais quoi de superficiel. Mais qui ne sait que la grande et incorrigible manie de ce siècle est de critiquer à outrance la *forme* des ouvrages, et de ne faire aucune attention au *fond* ; en un mot, de s'accrocher aux *bagatelles*, et de fermer les yeux sur *l'essentiel*? Certainement c'est le propre des esprits légers et des grands enfans : mais, voulant critiquer ou noircir à quelque prix que ce soit, il faut bien, puisqu'ils ne peuvent toucher le fond, qu'ils écorchent la superficie. Aussi la science reste-t-elle stationnaire, si même elle ne va pas en rétrogradant.

Cette aimable santé, que nous adorons,
Peut-elle être sacrifiée à la furie
De ces grands gourmands, adorateurs des poissons! *bis.*

COUPLET 2.me

On dira que les différentes usines,
Que ces nombreux étangs font tristement aller,
Surtout les chétifs moulins à farine
Doivent, cette éternelle peste, compenser ;
Mais enfin l'inestimable trésor, etc.

COUPLET 3.me

On dira que ces pays sont pleins de marécages,
Et que, pour ce motif, on ne peut les cultiver;
Que leur desséchement demande trop d'ouvrages,
Pour en faire des champs, des pacages, des prés;
Mais enfin, l'inestimable trésor, etc.

COUPLET 4.me

Des raisons aussi faibles, aussi féminines,
Ne peuvent être le partage des hommes vaillants,
Surtout de ceux qui préfèrent à ces usines,
L'inépuisable trésor des desséchemens.
Car, enfin, l'inestimable trésor, etc.

COUPLET 5.me

Ne sait-on pas qu'ordinairement la pluie,
Qui, seule, alimente ces fétides étangs,
N'arrive, pour y fournir aux sources infinies,
Que précédée ou accompagnée de grands vents?
Mais enfin, l'inestimable trésor, etc.

COUPLET 6.me

Or, pourquoi persister dans la coupable manie
De ne pas laisser à l'eau son libre courant ?

Puisque, stagnante, elle est si nuisible à la vie,
Et qu'on peut multiplier, sans fin, les moulins à vent?
Mais enfin, l'inestimable trésor, etc.

COUPLET 7.me

Car, tout le monde sait que l'eau courante
Est, hors les abats d'eau, limpide, sans puanteur;
Tandis que l'eau stagnante ou croupissante
Est trouble, sâle, écumante de fétides odeurs.
Mais enfin, l'inestimable trésor, etc.

COUPLET 8.me

Mais l'intérêt, sans doute mal entendu des hommes,
Sera long-temps un obstacle à ces desséchemens ;
Quand cependant, chaque année, la mort moissonne,
Pour cette cause, une foule d'hommes, de femmes, d'en-
Mais enfin, l'inestimable trésor, etc.   (fans.

COUPLET 9.me

On voit même que les animaux domestiques
Y sont souvent malades, pour les mêmes raisons,
Et que la difficile science *zooïatrique*,
N'en obtient pas toujours la complète guérison.
Mais enfin, l'inestimable trésor, etc.

COUPLET 10.me

Les poissons même, souvent en proie à l'impotence,
Y sont inférieurs à ceux des rivières, des cours d'eau;
Ils ont un goût de marécageuse répugnance,
Si on ne les purge point dans une vive eau.
Pourquoi donc l'inestimable trésor, etc.

COUPLET 11.me

S'il est donc vrai que ces étangs, si funestes,
Soient un fléau général pour ces pays,

Pourquoi ne pas les détruire de suite, alerte,
Afin d'obtenir le bonheur, le paradis?
Car, enfin, l'inestimable trésor, etc.

COUPLET 12.me

Gloire donc aux dessicateurs des marécages !
A ces intelligens bienfaiteurs de l'humanité !
Qu'ils vivent honorablement dans tous les âges,
Couverts de baumes, d'encens et de lauriers !
Car, enfin, l'inestimable trésor de la vie,
Cette aimable santé, que nous adorons,
Ne doit point être sacrifiée à la furie
De ces grands gourmands, adorateurs des poissons. *bis.*

Seconde Partie.

COUPLET 13.me

Mais à côté de ce grand mal se trouve le remède,
Pullulant, par essaims, dans ces fétides étangs;
C'est une chirurgie, une pharmacie sans intermède,
Qui vous empoisonne, vous soutire jour et nuit le sang:
Ce sont ces *Cousins*, d'une volée zigzagante et sifflante,
Que, dans le pays, on appelle *Sénégals*,
Insectes ailés, d'une intrépidité harcelante,
Qui vous dardent leur lancette, sans système médical (1) *bis.*

(1) On croit en général, dans le bas Armagnac, que ces insectes proviennent des bois ; mais on se trompe, puisqu'il existe de toutes parts une foule de pays boisés où l'on ne les observe pas. On sait d'ailleurs que plusieurs rivages maritimes, surtout marécageux et spécialement de l'Amérique, fourmillent de ces insectes importuns, où ils ont même quelquefois une grandeur extraordinaire. Le Bas-Armagnac en possède quelqu'un d'un pouce de longueur.

Couplet 14.me

Ces saignées, dans ce pays, toujours contre nature,
Causent des phlyctènes à la figure, aux jambes, aux bras
Tant leur venin est cuisant et de délétère nature,
Mais quel'on ne sent pas, quand Morphée est dans les bras.
Ces insectes vous bourdonnent autour, sans relâche,
Jusqu'à ce qu'ils vous ont complètement sucé ou saigné,
Tels que des carabins, d'une furieuse audace,
Qui ne vous quittent que quand ils vous ont exténué. *bis.*

Couplet 15.me

Ces naturels chirurgiens commencent leur ouvrage,
Dès que le printemps commence à pointer sur l'horison;
C'est alors qu'ils s'introduisent dans les hermitages,
Et qu'ils ouvrent la carrière de leurs opérations;
Pour les continuer jusqu'à la fin de l'automne,
Et quelquefois même jusqu'au milieu de l'hiver;
De manière à mériter la sanguinaire pomme
De tous les *Broussaïstes* et *Sangrados* de l'univers. *bis.*

Couplet 16.me

Mais leur nombre et leurs ravages sont extraordinaires
Dans la canicule et le solstice d'été :
C'est alors que leur armée est formidable, téméraire,
Et qu'elle vous tracasse à ne pouvoir y résister :
Car, leur furie infernale est tellement enragée,
Que, nuit et jour, ils ne vous laissent reposer;
Surtout dans leurs propices ou favorables années,
Qui stimulent tant leur sanguinaire activité. *bis*

Couplet 17.me

On les voit entrer le soir et le matin, vers le crépuscule,
Dans les maisons ouvertes et tous les lieux habités,
Pour sucer gens, chevaux, bœufs, porcs, brebis, mules,
Qui tombent sous leur lancette, leur dard acéré.

On les chasse bien, par des puantes fumées,
En brûlant sur des charbons ardents des bouses ou du son;
Mais, c'est croupir dans une atmosphère empestée,
Qui ne les empêche pas de reparaître sur l'horison. *bis.*

COUPLET 18.me

Il faut donc les écraser, ou les détruire par les flammes,
Comme des furies échappées du fond des enfers ;
Mais leur source est intarissable, ainsi que leur flamme,
Pour saigner sans fin ce petit recoin de l'Univers;
Car, à mesure qu'on les plonge dans la sépulture,
Il en reparaît toujours, par nombreux essaims,
Poussant en avant leur dard, leur vénimeuse armure,
Tels que des voraces lanciers, harcelés par la faim. (1) *bis.*

COUPLET 19.me

On les voit même l'hiver, engourdis sous les toîtures,
Sous les plancers, sur les murs, surtout sous les bois de lit;
Pour attendre que la chaleur du soleil, de la nature,
Vienne réveiller leurs vils et sanguinaires esprits.
Ils ressucitent ainsi, après la froidure,
Tels qu'une foule d'autres êtres hivernants,
Pour, joints à leurs innombrables progénitures,
Saigner, tracasser gens et bêtes tous les ans. *bis.*

Troisième Partie.

COUPLET 20.me

Et, pendant qu'on est visité par ces hardis Esculapes,

(1) Les campagnes fourmillent de ces insectes importuns; les bestiaux et les pâtres en sont dévorés dans les pacages, surtout pendant la nuit : ils s'attachent surtout à leur nez, ou à leur mufle, jusqu'à le leur laisser criblé de goutelettes de sang.

Des gens qui ne sortent pas de leur cabinet bien clos, ou de leurs roulantes voitures viendront peut-être contester ces faits, ainsi qu'une foule d'autres; mais de tels individus ne doivent être considérés que comme des juges incompétents.

Ces étangs et ces marais achèvent de vous restaurer
Par des émanations fétides, échappées de leurs soupapes,
Et surtout par des nuages d'hydrogène sulfuré ;
Lesquels viennent embeaumer votre corps, vos sens, vos
Par ces suaves arômes d'œufs archi-couvés,   (narines,
Qui, par un *pu, ba,* vous font faire une grimacière mine,
Tels qu'à des êtres suffoqués ou empoisonnés.   *bis.*

Couplet 21.me

Ces émanations portent surtout leur germe délétère
Sur le roi de l'économie, sur le sensible cerveau ;
C'est là qu'elles développent leurs effets pestifères,
En l'enflammant, l'irritant, l'assoupissant comme des pavots
Et, y produisant, jointes à d'autres causes, une *céphalite,*
Dont les symptômes sont appelés *la fièvre,* dans le pays,
Cette grave maladie tue, ou exténue très vite,
Si le *sulfate de kinine,* par les malades, n'est pas pris. *bis.*

Couplet 22.me

Ces armées de poissons, entassées dans les marécages,
Ne peuvent non plus qu'altérer la nature de l'air,
Par les excrétions qu'elles rejettent à la nage,
Surtout de leur anus, bouche et vessie pour nager.
Ensuite, ces forêts de grandes plantes aquatiques,
Qui jonchent ces étangs, à ne pouvoir y pénétrer,
Viennent, chaque année, par leurs débris cadavériques,
Changer les proportions de l'air, aider à l'altérer.   *bis.*

Couplet 23.me

Les fréquents brouillards qui y troublent l'atmosphère,
Et les vapeurs d'eau fétide qui au loin inondent l'air,
Nuisent à la transpiration, à l'hématose pulmonaire,
Quand les êtres vivans auraient un tempérament de fer :
Car, leur caractère débilitant et pestifère
Enerve ces importantes et vitales fonctions,
Et développe un sang, des humeurs mortifères,
Tout en exposant à de fréquens arrêts de transpiration. *bis*

COUPLET 24.ᵐᵉ

Si le vaste océan, ce cœur, cette âme du globe,
N'était sans cesse agité par les flux, les vents, les courans,
Il infecterait les continens jusqu'aux antipodes,
Par des vapeurs, des émanations, des gaz puants ;
Lesquels se propageraient sur les aîles des vents, des ora-
Et par d'autres voies plus secrètes de translation,   ges,
Que la nature saurait développer sur les rivages ,
Pour leur faire franchir plaines, vallées, collines et monts.
bis.

COUPLET 25.ᵐᵉ

Enfin, ces étangs inspirent des idées sinistres ,
Par leur étendue, leur profondeur, les êtres dont ils sont
Surtout à côté des routes, qu'on suit à la piste, (jonchés,
Et même dans les villes, campagnes et lieux habités,
Car, nonobstant les dangers que les passants y éprouvent,
Ces lieux étant toujours enfoncés, sauvages ou déserts,
On sait qu'assez souvent les malfaiteurs s'y trouvent
Pour le malheur des voyageurs, parcourant l'Univers. *bis.*

Quatrième Partie.

COUPLET 26.ᵐᵉ

Tels sont donc les principaux fruits de ces marécages ,
De ces étangs, qu'on s'entiche à perpétuer ;
Parce qu'on les a vu exister dans tous les âges ,
On croit devoir sans fin les maintenir, les respecter ;
Mais ne sait-on pas qu'il est permis aux hommes
D'éteindre le mal pour faire triompher le bien ?
Afin que le bonheur soit le partage ou la vraie pomme
Qui leur méritera le titre de sages médecins ?   *bis.*

COUPLET 27.ᵐᵉ

Et ne croyez pas surtout que j'en impose
En exposant en frère ces grandes vérités ;

Car la physionomie des femmes ainsi que des hommes,
Est certainement suffisante pour le démontrer :
Fiévreux, phlegmatiques, phtisiques, gouteux, jaunes ou
Même rabougris dans leur statique grandeur,   (pâles,
On les prendrait pour de petits-gros êtres de paille,
Ou pour des cadavres d'une plus ou moins grande hau-
                                    (teur. (1) *bis.*

COUPLET 28.me

Et comme l'on observe partout que le physique
Influe toujours notablement sur le moral,
Les habitans ne doivent-ils pas craindre, sans réplique,
D'y perdre la raison, l'esprit, sous quelque vice fatal?(2)
Car les maladies du corps et celles de l'âme
Se tiennent toujours serrées ou se donnent la main,
Et incendient les êtres, telles que d'ardentes flammes,
Malgré tous les obscurs canons des doctes médecins. *bis.*

COUPLET 29.me

Mais, comme l'habitude est une seconde nature,
Ces habitans, accoutumés à ces délétères infections,
Diront que mes raisons sont elles-mêmes impures,
Puisqu'ils ne sentent pas leurs nuisibles impressions ;
Mais, à côté d'habitans d'un air plus salubre,
En s'y comparant, ils reconnaîtraient leur irraison ;
A moins que leur aveuglement, ou leurs idées lugubres ,

(1) Il existe des exceptions sans doute, même très remarqua-
bles ; mais il serait à souhaiter qu'elles fussent beaucoup plus
nombreuses.

(2) L'année dernière n'eurent-ils pas une berlue tellement
forte, surtout dans leur capitale, qu'ils me prirent, à moi vétérinaire et propriétaire-agriculteur, dans leur pays, pour le
contrôleur-général de Toulouse! et qu'à ce titre, des gendarmeries,
poussées par des autorités, coururent sur moi pour m'emprison-
ner, et la populace pour m'assassiner ! ! ! N'ont-ils pas fait depuis
lors une nouvelle et secrète tentative !!! Et mes innocentes circu-
laires vétérinaires, ne m'attirent-elles pas, depuis l'année dernière, de la part des grossiers méchants et avares ignorants, des
insultes directes et des insolentes et bêtes lettres ! ! !

Ne leur fissent méconnaître la santé, la beauté, le bon
ton. (1) bis.

COUPLET 3o.^{me}

Sans doute le Bas-Armagnac, ce pays d'eau-de-vie,
Sera bien borné, s'il ne comprend ces vérités ;
Il aura beau vanter sa salubrité infinie,
Il sera toujours infecté et dévoré :
Car, ces *fièvres* et ces *cousins*, d'un courage héroïque,
Reviendront hardiment à la charge, à chaque instant,
Malgré tous les tonnans canons de la république,
Qui font retentir monts, vallées, plaines et champs. *bis.*

COUPLET 3i.^{me}

S'il faut d'autres raisons aux partisans des marécages,
Ainsi qu'à ceux des étangs, ou aux adorateurs des pois-
Je leur en fournirai une rame de grandes pages, (sons,
Pour les ramener sur la voie de la saine raison :
Car, je n'ai point tout dit dans cette affaire d'importance,
Pour ne pas trop choquer leurs usages, leur propre amour;
Et si je croyais ma verve, pleine de bienveillance,
Je les chanterais sans fin, tel qu'un infatigable trouba-
dour, bis.

COUPLET 32.me

Mais les *patriarches* de la salubrité de la France
Goûteront sans doute le poids de ces hautes raisons,
Ils ordonneront partout dans leur haute bienveillance,
Ce que l'on doit faire dans une pareille situation :
Car enfin l'inestimable trésor de la vie,
Cette aimable *santé*, que nous adorons,
Ne doit point être sacrifiée à la furie
De ces grands gourmands, adorateurs de poissons! *bis.*

---

(1) On y voit sans doute beaucoup d'exemples de grande lon-
gévité comme partout ailleurs ; mais, avant d'arriver à ce terme
de la vie, on y essuye des fièvres sans nombre, qui détériorent
le corps et qui, comme dans tous les pays marécageux du globe,
font vivre dans un perpétuel hôpital; ce qui n'a pas lieu dans
les pays qui sont privés de ces perpétuels foyers d'infection,

LA CÉPHALITE,

OU LA

FIÈVRE ENDÉMIQUE

DU

BAS-ARMAGNAC.

Première Partie.

Transplanté depuis un an, en robuste état de santé, sur le dangereux et marécageux sol du Bas-Armagnac, où les fièvres et les cousins dévorent sans cesse, surtout en ce moment, les débiles habitants et spécialement les étrangers qui y résident, je travaillais avec courage et même en ami passionné pour l'agriculture, dans les premiers jours de juillet dernier (1842), sur mon pittoresque et agreste coteau de *Bellevue.* Là, sous l'ardeur d'un soleil suffocant, fortifié par la marécageuse hydricité de l'air et par la reverbération de la sablonneuse surface des terres surtout arables, ce soleil énervait mes forces et excitait infiniment ma transpiration cutanée; mais j'évitais avec soin toute espèce de subit refroidissement et de sueur rentrée, pour maintenir mon être dans son état normal.

Quoique je fusse depuis long-temps accoutumé aux pénibles travaux de l'agriculture et que j'eusse une santé à toute épreuve, et j'ose même dire une trempe de fer, qui avait toujours repoussé loin de moi les maladies notables et surtout les fièvres, et qu'ainsi je me crusse pour ainsi dire à l'abri de toute affection surtout remarquable, quand cependant le pays ne constituait pour ainsi dire qu'une sorte de grand hôpital, je me sentis un peu indisposé : un dégoût pour le pain et le vin et peu à peu pour tous les autres alimens s'empara de moi, et je tombai bientôt dans un état d'aronexie presque complète, sans cependant avoir embarras gastrique ni intestinal, ni affection pectorale, ce qui me causa une grande surprise et même un sinistre présage.

Vénus, malgré cela, avait pour moi un surcroît de charmes, et les effet en étaient plus vifs, plus courts et plus mordicants; mais ils aggravaient sensiblement mon état anormal, et je m'empressai de les renvoyer au plus vite dans l'île de Cythère.

Un mal-être général, joint à un sentiment de plénitude ou d'embarras dans toute l'étendue de mon être, c'est-à-dire dans toutes mes fonctions physiques et morales, se développèrent en moi, sans que je souffrisse spécialement et fixément d'aucune part, et fut croissant pendant l'espace de deux ou trois jours. La sensibilité générale des sens, du système cutané et du système muqueux devint très émoussée ou obtuse.

Un puissant *coma*, bientôt après, me tint assoupi et me jeta sur le lit, dans le sein d'un sommeil qui obscurcit ou éclipsa mes sens pendant l'espace d'une journée et d'une nuit pour ainsi dire complètes.

A mon reveil, je sentis mon pouls très petit, lent et presque suspendu, sans rougeur des yeux, ni de la face, ni aucun autre symptôme certain d'apoplexie; mais j'éprouvais une pesanteur de tête, avec une douleur latente ou sourde et calorifique sur la moitié antérieure du cerveau, concentrée surtout vers sa face inférieure

· et la région ethmoïdale; d'où elle se prolongeait distinctement par les couches oculaires, les nerfs optiques et
la rétine, jusqu'au centre des yeux, dans lesquels elle
était beaucoup plus intense, beaucoup plus aigüe, beaucoup plus poignante dans la cornée lucide et la conjonctive, jusqu'à sa jonction avec cette vitre oculaire, que
partout ailleurs.

Je passai la journée dans un état d'anxiété insupportable, et ma vue me donnait les plus grandes inquiétudes.

La nuit suivante, j'eus un sommeil léthargique des
plus décousus. Il me semblait, vers le milieu de la nuit,
en rêvant, que mon corps et surtout ma tête se frac-
tionnaient par grands morceaux circonvolutionnés ou
labyrinthiques et blanchâtres et hydriques; tels que des
lambeaux de cerveau et d'intestins isolés, qui fuyaient
loin de mon être : c'était sans doute une sorte de débâ-
cle corporelle, où une grande crise de mon affection
cérébrale.

A mon réveil, sur la matinée, je me trouvai couvert
d'une abondante et froide sueur. Mon cerveau était assoupi, chaud et un peu douloureux, et les yeux étaient
d'une sensibilité tellement aigüe qu'à peine je pouvais
supporter la clarté de la lumière, surtout solaire : état
épouvantable qui augmentait infiniment mes inquiétudes oculaires; car, je redoutais beaucoup la cécité, surtout à un âge où la vue m'était encore d'une grande
importance pour continuer mes divers travaux.

Pendant la journée qui suivit la nuit de cette grande
crise, je fus plongé dans la monotonie, l'insouciance et
l'apathie les plus accablantes. Je sentais dans ma tête
une douleur sourde et chaude; mes yeux étaient dans
un état de douleur aigüe tellement intense que je ne
pouvais nullement supporter la clarté du jour, ni
même la plus faible lumière; et ma vue était tellement
dérangée que je ne pouvais clairement distinguer aucun
objet, même à dix pas de distance. Mes bras et mes
épaules étaient en proie à une douleur sourde et cen-

trale, très désagréable, comme si elle eut régné dans le sein des os. Ma peau était jaune et ma langue très chargée, quoique je n'eusse point d'embarras gastrique ni alvin. L'urine était rare et rougeâtre ou briquetée.

Dans la nuit qui suivit cette sinistre journée, je tombai dans un sommeil délirant et pénible, qui me fit voir mon corps partagé en deux grandes barres hydriques, d'un à deux mètres de longueur chacune, qui occupaient sans cesse mon esprit oppressé. A mon réveil, avant le le jour, je me trouvai couvert d'une abondante sueur, qui continua, sans relâche, jusqu'au jour.

Pendant cette nouvelle journée, mes forces furent infiniment affaiblies et je fus contraint de tenir le lit. Sur l'après-midi, je voulus cependant me lever et sortir dehors; mes yeux supportaient un peu mieux la lumière; mais ma vue était aussi confuse et je voyais les objets *doubles*, surtout les lointains; et les objets qui étaient rapprochés de moi, surtout la surface de la terre qui se trouvait sous mes pas, me paraissaient beaucoup plus, bas, enfoncés ou excavés que dans leur état naturel : de sorte qu'à chaque pas que je faisais en avant il me semblait que j'allais tomber ou me précipiter dans une grande excavation, exactement comme cela paraît sous le *prisme*, placé sous les yeux dans une position particulière : d'où il suit que mes yeux produisaient, par l'effet de leur trouble, un phénomène réellement *prismatique*, et à la fois *diptopique*.

Un pareil état de ma vue m'inspirait toujours de secrètes craintes de cécité : cependant je ne distinguai dans le cristallin, dans la cornée lucide, ni dans les humeurs oculaires aucune trace d'inflammation notable, ni d'opacité. La conjonctive et l'albuginée seules offraient un épaississement jaunâtre qui, peut-être, s'étendait à mon insu sur la cornée lucide, mais d'une manière tellement imperceptible qu'il m'était impossible de le voir, surtout avec ma faible vue; ce qui par conséquent ne pouvait être rangé que dans la catégorie des conjectures.

La douleur concentrée des bras et des épaules avait un peu diminué; mais l'anorexie était toujours complète.

Vers les cinq heures du soir de cette même journée, il me prit une petite toux sèche et quinteuse, sans que j'eusse aucune affection des poumons ni des voies respiratoires, et je sentis une fraîcheur humide se développer dans mes pieds et monter jusqu'aux genoux; puis sauter aux mains et aux bras, et, bientôt après, au dos, au corps, à la tête; et ensuite se transformer insensiblement partout, dans l'espace de quelques minutes, en un froid frissonnant, qui devint tellement intense que tout mon corps tomba dans un état convulsif, jusqu'à ma mâchoire inférieure qui battait sur la table des dents de la mâchoire supérieure, avec une rapidité tellement grande que jamais tambour n'a produit sur sa caisse un pareil roulement. Cependant, je ne ressentais point un froid vif, mais malgré cela aucune sorte de chaleur artificielle ne put me changer ni éteindre cet état frigorifique(1); lequel persista, en croissant et sous un pouls insisible ou miure, à peu près demi-heure de temps, et fut peu à peu remplacé par une chaleur sourde ou latente, qui, sans être forte, était sous un pouls engoué et peu actif, des plus oppressantes et suffocantes. Bientôt après, je tombai dans un sommeil délirant et très accablant qui, pendant toute la nuit suivante, me fit osciller et rouler, en rêve, entre trois pieux d'aulne, d'un mètre de long et sur une même ligne transversale et distants d'un mètre l'un de l'autre, dont le repos de mon corps sur celui du centre devait me procurer la guérison complète, mais sur lequel je ne pus jamais m'arrêter, contraint que j'étais d'osciller sans cesse d'un pieux extrême à l'autre. Pendant cette nuit, ma transpiration cutanée fut extrêmement abondante, et continua avec la même force du soir au matin.

d les frissons te prennent, pauvre fiévreux,
Il est inutile de te couvrir de feux.

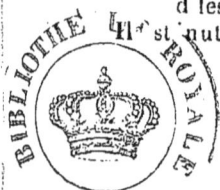

BIBLIOTHE ROIALE

2

Le lendemain, je vis ma langue infiniment chargée, avec chaleur toujours notable et concentrée dans la tête, et je me sentis dans un état de prostration générale et d'anorexie toujours complète; mais le trouble de ma vue avait beaucoup diminué; je ne redoutais plus autant l'aspect de la lumière; je distinguai beaucoup mieux les objets, et ne les voyais plus ni doubles, ni plus bas ou excavés que dans leur état naturel; ce qui, après avoir tant redouté la cécité, me causa une joie inexprimable. Mais, pour peu que je restasse la tête penchée vers la terre, soit pour aller à la selle, soit pour toute autre chose, mon cerveau entrait aussitôt en coma, ma pensée s'obscurcissait et je tombais sur le champ en défaillance, pendant quelques secondes de temps, époque où je recouvrais mes sens, en me soutenant simplement debout, ou couché sur le dos de tout mon long, à l'endroit où je me trouvais. Ma maigreur et mon teint jaunâtre, presque cadavériques, me faisaient une sinistre impression : cependant, la douce espérance soutenait toujours mon courage; je me berçais même dans la croyance que cette grande crise pourrait être la première et à la fois la dernière; d'autant plus que la latente douleur des bras et des épaules avait disparu, et qu'un prurit s'était développé dans mes narines.

Mais, à la même heure, c'est-à-dire à cinq heures du soir de cette nouvelle journée, je sentis se développer en moi, sous le même pouls, la même toux sèche et quinteuse, les mêmes phénomènes frigorifiques et calorifiques que la veille, seulement un peu moins intenses; lesquels se prolongèrent de la même manière, entourés des mêmes circonstances, jusqu'à la nuit; et, ensuite, je passai toute cette nuit dans un état d'insomnie complète, malgré tous les efforts que je fis pour prendre le sommeil.

Le lendemain, je fus dans un mieux sensible et général; je saignai un peu du nez; je pris un peu de bouillon, avec quelques gouttes de vin rouge, et je fis un petit sommeil vers les trois heures de l'après-midi;

mais vers les cinq heures du soir, toujours même époque de la crise, la toux et le froid, suivis du chaud, s'emparèrent de moi, comme la veille, et durèrent jusqu'à la nuit; mais, au lieu d'insomnie, comme la nuit précédente, je passai la nuit entière dans un profond sommeil. Le prurit du nez continuait, et je m'en détachai du fond des petites croûtes sanguinolentes.

La nuit suivante, je fus encore en proie à un état complet d'insomnie; et cependant l'intensité de tous les symptômes de ma maladie diminuaient toujours notablement.

J'espérais, par cette gradative diminution d'intensité des symptômes, que la nature finirait enfin, avec le temps, par me dégager de cette dangereuse affection, ainsi qu'elle le faisait pour tant de fiévreuses personnes; et, dans cette attente, je patientai encore cinq ou six jours; mais elle continua toujours sa marche ordinaire, tantôt avec plus de force, tantôt avec moins; ce qui me fit craindre une longueur nuisible à mes intérêts et surtout à mes travaux agricoles, qui reclamaient ma présence sur mon petit domaine, de toutes parts; et pour ces raisons je me décidai à faire usage du puissant spécifique contre toutes les fièvres, même ataxiques et meurtrières, en un mot, de ce remède précieux qu'on appelle *Sulfate de kinine.* J'en pris cinq décigrammes, partagés en dix pilules, dans l'espace de deux jours, savoir : cinq pilules par jour, dans les cinq heures qui précédaient la crise fiévreuse. J'avalai ces pilules avec la plus grande facilité, en me les portant sèches sur la base de la langue et puis en avalant aussitôt avec un verre, quelques gouttes d'eau tiède, qui les entraînaient à l'instant dans l'estomac, au grand étonnement des assistants qui avaient eu des fièvres et qui se rappelaient avoir éprouvé, pour les avaler, les plus grandes et les plus désagréables difficultés. Je me plaisais même à en écraser quelqu'une sous mes grosses dents, afin de connaître le degré de leur amertume, que je ne trouvai pas extrêmement désagréable, au grand étonnement encore de ces mêmes assistants qui, disaient-ils, ne pouvaient la supporter.

Je ne sentis pas même que ces pilules kiniques produisissent aucun effet bon ou mauvais, ni aucune révolution petite ni grande, dans mon estomac, les intestins, ni dans le cerveau, ni dans aucune autre partie de mon économie animale, comme si elles n'avaient absolument eu aucune propriété; et les assistants précités me dirent avoir également observé cette apparente inertie, dans ce remède cependant si puissant!

Le premier jour de cette médication, j'eus la fièvre aussi forte que jamais, et elle fut précédée et accompagnée des mêmes circonstances; mais le second jour, je n'en ressentis aucun symptôme : un assoupissement s'empara de moi pendant presque toute la journée, et je passai la nuit dans un calme et profond sommeil, interrompu seulement par temps par des rêves bien ordonnés et presque aussi raisonnables ou lucides que ceux que je fais d'habitude dans mon état de santé.

Le lendemain, j'eus une grande faiblesse générale, accompagnée d'une grande apathie. Je ne pouvais, non plus que depuis le commencement de ma maladie, manger, voir, ni même sentir la viande ni la graisse; lesquelles constituaient pour moi une sorte d'infecte et suffocante voirie; mais le goût des alimens végétaux, et surtout des fruits arborescens, se réveilla en moi d'une manière impérieuse, et j'en mangeai à discrétion sans qu'ils me fissent aucun mal; preuve bien convaincante que ces fruits constituent la première et la meilleure nourriture de l'homme, ainsi qu'achèvent de l'établir les enfans qui, tous en général, sont passionnés impérieusement pour cette naturelle nourriture : et si l'on y fait bien attention, l'on doit voir que ma maladie me constituait, par l'inaction de mon être et ma longue anorexie, dans une sorte de nouvelle enfance, qui m'avait pour ainsi dire fait oublier le goût des alimens ar-

tificiels ou contre nature habitués, pour me rappeler ins-
tinctivement les alimens primitifs et sains de la nature. (1)
Je ne pouvais non plus, à cette époque, supporter le
goût ni la vue du vin : tandis que l'eau, surtout fraîche,
constituait pour moi, ainsi que pour la très grande ma-
jorité des jeunes enfans et de tous les êtres de la nature,
une boisson excellente; preuve que cette eau constitue
la première et la meilleure boisson de la nature : et que
par conséquent toutes les autres sortes de boissons,
plus ou moins artificielles, sont contraires à cette même
nature; et que si on les trouve bonnes ce ne peut être
que par un effet de l'impérieuse habitude, capable de
faire trouver excellentes même les plus infectes ou nuisibles immondices de la terre. On trouvera ces parado-
xes sans doute fort étranges; mais on doit cependant
voir qu'ils sont basés sur la raison et la vérité.

Quoique les symptômes de la fièvre fussent disparus,
je voulus cependant m'administrer encore, pour achever
de la guérir aussi radicalement que possible, la même
quantité de sulfate de kinine, partagée également en dix
pilules, que je pris en trois jours et aux mêmes heures.

Depuis lors, je n'eus plus d'accès de fièvre; je con-
tinuai seulement d'avoir quelque petite sueur nocturne;
et même diurne, surtout au cou et à la tête, et spécialement au front; et ma santé, ainsi que mon appétit
pour les alimens solides et liquides et surtout pour les
fruits, se rétablirent insensiblement; en me laissant cependant, pendant une douzaine de jours, une maigreur
sensible et une teinte jaunâtre, qui disparurent à leur

---

(1) Le corps médical du jour défend en général l'usage de ces
fruits : je crois qu'il a tort; car, il prouve par là qu'il néglige
l'étude *du grand livre de la nature*, sans lequel tous les autres
ne sont rien.

Les autorités défendent souvent la vente de ces fruits sur les
places publiques; elles ont également tort, et cela, pour les
mêmes raisons précitées.

tour, pour faire p'ace à ma force ordinaire et à mon
teint brun-coloré, qui sont le partage ordinaire de mon
état de santé.

Telle est la succinte histoire de cette maladie; dans
laquelle je ne cherchai d'abord qu'à aider la nature, en
favorisant et activant autant que possible la transpiration générale, soit, à l'intérieur, par des sudorifiques
théïformes, soit, à l'extérieur, par une chaleur artificielle; et, ensuite, après la crise ou maximum de la maladie, par le sulfate de kinine, qui vint arrêter pour
ainsi dire tout à coup le cours de ses sinistres phénomènes. J'aurais pu sans doute me passer d'en faire usage,
puisque tant de personnes du pays guérissent également
sans son secours; mais je crois cependant qu'il ne faut
point repousser un spécifique aussi efficace que l'est
sans contredit ce principe kinique. (1)

Quant aux causes premières de cette fièvre, je crois
les avoir suffisamment développées dans la précédente
Chanson ; elles consistent dans les émanations et les funestes influences des nombreux étangs et marécages qui

_____

(1) **Ma** femme et mes enfans, qui furent atteints, l'année dernière, de cette même fièvre, manifestèrent exactement les mêmes
symptômes que ceux exposés ci-dessus.

Beaucoup de personnes naturelles ou étrangères au pays, qui
ont également eu cette fièvre, même plusieurs fois, et que je
connais particulièrement, ont pareillement éprouvé ces mêmes
symptômes, ou à peu près les semblables ; mais à un degré plus
ou moins élevé et d'une durée plus ou moins longue.

Les personnes qui ont cette fièvre pour la première fois, l'ont
plus forte ou maligne, toutes choses égales d'ailleurs, que celles
qui en ont été déjà atteintes; le cerveau s'habituant sans doute à
ces pernicieuses impressions.

Les manouvriers et les cultivateurs, surtout vaillans, ainsi
que les gens d'états surtout pénibles, y sont plus exposés que les
fainéants, oisifs, riches, etc. ; mais ils en guérissent aussi beaucoup plus facilement, sans doute pour les raisons précitées et
parce que leur cerveau, probablement plus coriace, n'est point
aussi profondément affecté; Dieu voulant sans doute en toutes
choses établir un juste systèmes de compensation !

couvrent le Bas-Armagnac et qui l'infectent de toutes parts, jointes peut-être à l'ardeur solaire, aux pénibles travaux agricoles qu'on y exécute, et au genre de nourriture, surtout liquide, qu'on y consomme. Et ces causes, dans ce pays, étant toujours actives ou perpétuelles, cette fièvre y est permanente ou *endémique*, c'est-à-dire qu'elle développe sans cesse ses ravages, tantôt dans un lieu, tantôt dans l'autre, et ainsi de suite perpétuellement, surtout dans la commune de Manciet et dans ses ses voisinages où elle n'épargne pas même les vétérinaires, les médecins, ni les pharmaciens. Cependant elle suspend ordinairement ses ravages à l'arrivée des grands froids de l'hiver, pour les recommencer aussitôt que ces froids disparaissent.

Seconde Partie.

Dieu ou la nature n'ont sans doute point voulu que mon œuvre fut incomplète; ils m'ont fait passer par tous les degrés ou nuances de la céphalite, depuis la fièvre quotidienne jusqu'à ses dernières ombres; afin de me donner l'occasion de faire des nouvelles observations pour compléter, autant que possible sans doute, l'histoire de cette grave maladie.

Dans quel vain espoir et dans qu'elle vaine sécurité n'étais-je pas plongé quand, après l'extinction de la fièvre quotidienne, je me croyais dans un parfait état de santé! Trois semaines après, ayant franchi en active transpiration les étangs du nord de Manciet, j'eus le lendemain un accès de fièvre de même nature que les premiers, mais beaucoup moins intense, à la suite duquel j'en eus d'autres semblables, un jour entr'autre, qui me constituèrent la fièvre tierce; cette fièvre me dura l'espace de six jours, époque où elle disparut sous la puissance de quelques nouvelles pilules de sulfate de kinine.

Cinq jours plus tard, la fièvre quarte me prit et fut suivie d'un second accès, pour se transformer ensuite en double quarte, sortes de fièvres exactement semblables par leur nature aux deux premières, mais d'une intensité beaucoup moins grande.

Enfin, de la double quarte je tombai dans ce qu'on appelle les *ombres* de la fièvre ou petits accès fébriles quotidiens, beaucoup plus courts et beaucoup plus faibles que les précédents, mais également de même nature. Ces ombres fébriles devinrent de plus en plus insensibles ou miures et me conduisirent au dix-huit septembre suivant, époque où un nouvel usage de sulfate de kinine me les fit disparaître. Ces ombres fébriles ont complété, ainsi qu'on doit le voir clairement, surtout par leur caractère quotidien, une sorte *d'orbe* ou de *cercle fébrile* de la céphalite; pour ensuite laisser mon cerveau degagé de cette longue maladie, lequel, depuis lors, reprend à grands pas les rênes de son primitif gouvernement sur toute mon économie vivante.

D'après tout ce que j'ai éprouvé de ces différentes fièvres intermittentes ou secondaires, qu'on appelle *rechutes*, il est certain que, toutes sans exception, jusqu'aux dernières ombres, sont de même nature que la fièvre quotidienne et qu'elles développent, mais en diminutif, les mêmes symptômes; qu'en un mot, elles ne constituent que son anormale suite et son véritable terme. Cependant, soit par la chronicité de la céphalite, soit par l'action de nouvelles causes, des rechutes nouvelles surviennent souvent à des époques plus ou moins éloignées, soit qu'elles se rattachent aux premières, soit qu'elles en soient séparées. Quelquefois même le centre de la douleur fiévreuse descend jusqu'au fond de la moelle épinière ou prolongement rachidien. Mais ces rechutes sont plus variables que des girouettes. Cependant on en voit quelqu'une, surtout les fièvres quartes, durer pendant trois mois, six mois, et même pendant des années entières.

Et, d'après tous les renseignemens que j'ai pris, près et loin, il est constant que toutes les personnes qui sont ou ont été atteintes de cette fièvre quotidienne passent ou sont passées, d'une manière plus ou moins complète et à des époques plus ou moins éloignées, selon leur tempérament et mille autres circonstances, par cette même série de fièvres intermittentes ou secondaires, jusqu'aux ombres, ce qui achève de prouver la parfaite similitude que je leur ai reconnue sur moi-même.

Les frissons fiévreux durent ordinairement une heure pour la fièvre quotidienne, demi-heure pour la fièvre tierce, un quart-d'heure pour la fièvre quarte, et quelques minutes seulement pour les ombres ou petits accès fébriles; mais cette durée doit varier selon le degré d'intensité de la maladie, le tempérament des sujets et mille autres circonstances.

Quand ces frissons fébriles sont disparus, une chaleur concentrée, quelquefois suffocante et insupportable, se développe dans toute l'étendue du corps, surtout dans la tête, et dure de six à douze heures pour la fièvre quotidienne et quelquefois même d'un accès de fièvre à l'autre; de cinq à huit heures pour la tierce; de trois à cinq pour la quarte, et d'une à deux pour les ombres.

Ensuite, quand cette chaleur fiévreuse est éteinte, se développe la sueur, dont la durée et l'abondance décroissent successivement depuis la fièvre quotidienne jusqu'aux ombres, chez lesquelles elle est très légère et de très courte durée. Pendant le règne de la fièvre quotidienne cette sueur est générale, longue et abon-

dante; tandis que pendant le règne des fièvres intermittentes ou secondaires, beaucoup plus courte et moins
abondante, elle est ordinairement fixée aux épaules, au
cou et surtout à la tête, spécialement au front. Cette sueur
est en général beaucoup plus forte pendant le sommeil
ou la nuit que pendant la veille ou le jour; le repos du
corps et des sens favorisant sans doute cette cutanée excrétion ; ensuite les frissons, ainsi que la chaleur latente ou concentrée qui les suit, suspendant, pendant
leur durée, la transpiration cutanée et même la pulmonaire, celles-ci débordent aussitôt qu'elles se trouvent
en liberté, comme un torrent momentanément arrêté
par des digues, qui inonde rapidement les campagnes
qu'il traverse : ainsi que la circulation artérielle (et par
conséquent le pouls), qui, ayant également éprouvé
presque la même suspension, sans être cependant complète, par l'effet de l'oppression du cœur pendant la
durée de ces frissons et de cette chaleur, se réveille
également aussitôt après ces mêmes frissons et cette
même chaleur, et roule tumultueusement un sang artériel qui, par ses fortes et rapides pulsations, semble
vouloir s'échapper de ses vaisseaux ou rompre ces solides et élastiques canaux qui le contiennent.

Puis, quand cette sueur est passée, le corps est
faible et abattu au point de ne pouvoir faire le moindre
travail ni la moindre locomotion, sans être oppressé et
exténué de fatigue.

Enfin, tous les organes du corps, sans aucune exception, surtout les pulmonaires et les locomoteurs, sont
dans un état d'atonie ou de débilitation extrême, dont
la source découle de la prostration cérébrale, occasionnée par la céphalite. *L'assimilation* même n'en est
pas exempte, et l'atonie extrême de cette importante
fonction de la vie constitue la cause principale de cet
amaigrissement et de cette prostration générale du corps
et de l'esprit, et surtout de ces sueurs si fréquentes et
si abondantes, spécialement quand on mange ou

qu'on boit au-delà des besoins; c'est-à-dire, au-delà
des forces digestives, pulmonaires, cordiales et surtout
de cette fonction assimilatrice qui achève la miracu-
leuse métamorphose des substances alimentaires en la
propre substance du corps, pour, après avoir servi
aux besoins de la vie, être insensiblement expulsées au
dehors, comme substances inutiles, nuisibles ou ex-
crémentielles, soit par la voie de la transpiration cutanée et pulmonaire, soit par celle des organes urinaires,
soit par celle du système digestif, soit par celle du système nerveux dont la source découle du sein de cette
assimilation. Et ensuite les organes digestifs produisant
un chyle incomplétement élaboré; le sang veineux étant
très appauvri; l'hématose ne s'effectuant que d'une manière incomplète, et le sang artériel n'étant par conséquent que très peu riche en principes vitaux, pour
toutes ces causes, le corps ne peut qu'être en proie à un
dépérissement rapide et général.

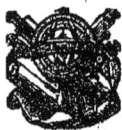

Troisième Partie.

Mais remontons à la nature de cette grave maladie, qui, depuis l'origine de la médecine, tient les doctes médecins dans un perpétuel état de controverse, même de confusion, et obscurcit le sceptre médical ; et posons à ce sujet la question suivante :

La fièvre, est-elle IDIOPATHIQUE ?

Ou bien est-elle SYMPTÔMATIQUE ?

Ou, en d'autres termes :

Est-ce une maladie PARTICULIÈRE *à quelque organe, ou viscère? ou bien n'est-elle que* L'ENSEMBLE DES SYMPTÔMES *de quelque vague névrose ?*

D'abord, le long coma, dans le début de ma fièvre, qui me tint assoupi pour ainsi dire apoplectiquement, puisqu'il éclipsa le sentiment ou la lumière de tous mes sens, ne pouvait certainement être, n'ayant reçu des contusions sur la tête, ni pris des narcotiques, qu'une oppression gazeuse, sanguine ou hydriques quelconques du cerveau ; puisqu'aucun autre viscère du corps n'était capable de produire un pareil phénomène ; aucun n'étant évidemment le centre commun des sens, comme le cerveau, ce roi directeur de toute l'économie animale, ou mieux ce palais-royal de l'esprit et de l'âme, qui sont les vrais gouvernans de l'organisme. --- *Donc le siége de cette fièvre est dans le cerveau.*

Ensuite, cette douleur sourde de toute la masse encephalique et surtout ce poids douloureux et chaud que je ressentais dans la tête, principalemont entre les deux yeux, ne pouvait certainement être que le produit d'une affection plus ou moins inflammatoire de ce même cerveau. --- *Donc le siége de cette fièvre est dans le cerveau.*

Cette douleur aigüe des yeux, qui se prolongeait distinctement par la voie de la rétine, des nerfs optiques et des couches oculaires jusque dans le sein du cerveau, prouvait également, puisque le coma l'avait précédée, ainsi que la sourde et chaude douleur cérébrale, qu'elle n'en était qu'une dépendance, et que par conséquent, l'affection mère ou principale était dans le cerveau. --- *Donc le siége de cette fièvre est dans le cerveau.*

La nature même de mes rêves, dans cette maladie, qui était surtont de revenir constamment et sans cesse sur le même point ou sujet, ainsi que toutes les sortes de fiévreux intelligens ou observateurs l'ont également éprouvé, vient à l'appui de cette vérité. --- *Donc le siége de cette fièvre est dans le cerveau.*

Les évanouissemens que j'éprouvais à chaque fois que je tenais la tête basse, pendant quelques secondes seulement, soit pour aller à la selle, soit pour autres choses, prouvaient encore que le cerveau était dans une atonique susceptibilité, surtout vasculaire. — *Donc le siége de cette fièvre est dans le cerveau.*

L'état obscur ou trouble de ma vue, sans causes apparentes dans ma cornée lucide, l'humeur aqueuse et vitrée, ni dans le cristallin, et surtout sa *prismatie* et sa *diplopie*, ne pouvaient être que le fruit de mon affection cérébrale; puisque les yeux, ces miroirs de l'âme, ont les rapports les plus immédiats avec le cerveau et que tous ces singuliers phénomènes oculaires disparurent avec cette même affection cérébrale. — *Donc le siége de cette fièvre est dans le cerveau.*

Le grand émoussement des sens, du système cutané et du système muqueux, n'avait point sa cause dans le système nerveux ; mais bien dans le cerveau, qui n'envoyait plus aux papilles ou houppes nerveuses la vitale sensibilité accoutumée. (1) — *Donc le siége de cette fièvre est dans le cerveau.*

Les mouvemens désordonnés ou convulsifs de tout le corps et surtout de la mâchoire inférieure sur la supérieure, pendant le règne du froid fiévreux, ne pouvaient reconnaître pour cause le système nerveux ; puisqu'il n'est rien qu'un agent ou messager du système cérébral, sans l'existence duquel, dans les mammifères, ce système nerveux serait éteint ou mort; et que, dans ce moment de crise, ce système cérébral éprouvait ou développait une contraction *frigorico-oppressive* très facile à sentir; d'ailleurs, aucun autre organe du corps n'aurait pu produire de tels phénomènes, du moins de la même manière, puisqu'ils ont tous leur sphère d'activité, dans l'organisme, plus ou moins cantonnée; d'où il suit que ce ne pouvait être, pour toutes ces raisons, que le fruit d'une affection cérébrale. — *Donc le siége de cette fièvre est dans le cerveau.*

Le ralentissement extrême de la circulation, pendant le règne du froid fiévreux, froid qui avait pour cause principale ce même ralentissement circulatoire, n'était

_____

(1) J'ai connu deux personnes atteintes de *manie furieuse périodique*, qui ressentaient une telle douleur à la surface de la peau de la plante des pieds, sans plaie, tuméfaction, ni autre affection apparente, qu'elles étaient forcées de marcher comme sur des épines ; preuve manifeste de la relation intime qui existe entre le cerveau et ces papilles ou houppes nerveuses qui terminent le système nerveux.

point l'effet d'une affection du cœur; puisque le propre
des affections surtout aigües de cet organe est ordinairement de produire des syncopes, des palpitations ex-
trêmes, ou bien des mouvemens circulatoires désordonnés, qui certainement ne guérissent point, non plus
que toutes les autres affections du système musculaire,
dans un aussi court espace de temps que la fièvre, surtout
en lui opposant à temps le puissant spécifique kinique;
mais bien, le cerveau ayant une action générale et bien
reconnue sur toute l'économie animale, devait, dans le
cas de ces convulsions et de cette contraction ou oppression anormales momentanées, retirer ou affaiblir infiniment la vitale sensibilité qu'il fournissait à ce cœur,
comme à tous les autres organes surtout musculaires,
cutanés et membraneux, agents mécaniques de toutes
ces frigorifiques convulsions; et, par ce moyen, ce cœur
ralentir ses forces pulsatives, en raison directe de cette
même soustraction de cette vitale sensibilité, sans laquelle tout reste inactif ou mort dans l'économie vivante.
Par conséquent la cause première du ralentissement circulatoire et consécutivement des convulsions et du froid
fiévreux n'était pas dans le cœur, mais bien dans le
cerveau. --- *Donc le siége de cette fièvre est dans le
cerveau.*

Le retour de la crise fiévreuse exactement aux mêmes
heures de la journée, ou à peu de chose près à la même
époque, ne pouvait être un phénomène dépendant d'aucun viscère pectoral ni abdominal; puisque leur propre
est d'avoir naturellement, depuis la naissance jusqu'à la
mort, une action perpétuelle ou toujours continue de
dilatation et de contraction; ainsi que le prouvent évidemment le cœur, les poumons, l'estomac, le foie, les
reins, etc., etc.; tandis que le propre du cerveau ou du
système cérébral est de n'agir que par périodes plus ou
moins longues et plus ou moins régulières, et, ensuite,
de se reposer ordinairement en raison directe de sa propre fatigue; ainsi que le prouve le sommeil ou coma-na

turel, dans lequel ce cerveau tombe chaque nuit, ou à des
époques plus ou moins rapprochées, selon sa nature, sa
trempe, son travail et les différentes circonstances internes
et externes qui ont agi sur sa vitale sensibilité C'est d'ailleurs en lui le siége de l'ordre, du compas, de la raison, de
la pensée, en un mot, de l'harmonie physique et morale :
par conséquent, c'est au cerveau seul qu'on doit attri-
buer cette ponctuelle périodicité qu'on observe dans les
accès fiévreux. --- *Donc le siége de la fièvre est dans le
cerveau.*

La teinte jaunâtre du système cutané et muqueux,
ne prouvait pas l'existence d'une affection du foie, mais
bien un défaut d'emploi de la bile, par le défaut d'alimens dans le tube intestinal, causé par l'anorexie régnante, et causée elle-même par l'atonie du système
digestif, causée à son tour par le défaut de la vitale sensibilité cérébrale; puisque cette jaunisse générale, fruit
de cette bile répandue dans toute l'économie animale,
disparut avec la cure de l'affection du cerveau. --- *Donc
le siége de la fièvre est dans le cerveau.*

La toux sèche et quinteuse des poumons, au moment
de l'accès fiévreux, ne prouvait pas non plus que la cause
en fut dans les poumons, puisqu'elle n'arrivait jamais
qu'avec les autres symptômes précurseurs, et qu'ainsi
elle devait partir de la même source; par conséquent
cette cause était, comme pour le cœur et le foie, dans le
cerveau, puisque cette toux disparut, sans remèdes ni
expectorations pulmonaires, avec l'affection du cerveau.
--- *Donc le siége de la fièvre est dans le cerveau.*

Cette cause fiévreuse n'existait pas non plus dans l'estomac ni dans les intestins, puisque je n'en souffrais
point, ni d'aucune autre partie du bas-ventre, et que ce
système digestif digérait assez bien tous les alimens
solides et liquides que je pouvais lui donner, quoi-
qu'un peu lentement. --- *Donc le siége de la fièvre est
dans le cerveau.*

La sueur de la tête et surtout du front, plus abondante que partout ailleurs, prouvait encore que la douleur ou maladie existante était dans la tête. — *Donc le siége de cette fièvre est dans le cerveau.*

Le trop parler, la lecture, l'écriture, la réflexion et surtout la longue contention d'esprit, aggravant fortement ces fièvre et les fesant même renaître, ainsi que je l'ai éprouvé moi-même plus d'une fois, constituent une nouvelle et irrévocable preuve que cette maladie régnait dans le cerveau. — *Donc le siége de cette fièvre est dans le cerveau.*

Quand l'abondante transpiration cutanée, ou bien la nature, ou bien les sudorifiques, ou bien le sulfate de kinine, eurent guéri mon cerveau, ou rétabli l'ordre naturel dans ses fonctions; quand, en un mot, ce cerveau eut perdu son coma, sa léthargie, son anxiété, sa sourde et chaude douleur, surtout vers sa face inférieure et les couches ethmoïdales, et les yeux leur trouble visuel, leur prismatie et leur diplopie, tous les symptômes de la fièvre et leurs suites disparurent comme par enchantement, et je revins peu à peu à l'état de parfaite santé. — *Donc le siége de la fièvre est dans le cerveau.*

Tout, en un mot, concourt à prouver, d'une manière sans réplique, que *le siége de la fièvre est dans le cerveau*, et qu'elle n'est qu'une CÉPHALITE, ou inflammation plus ou moins intense de ce roi des viscères et de l'ensemble de l'économie vivante, puisque tous ses symptômes portent le caractère d'une douleur ou irritation plus ou moins aigüe de cet organe et de ses dépendances; ce qui cause ou établit la différence du caractère spécial qu'on observe dans les différentes fièvres, depuis les plus faibles et à accès éloignés, jusqu'au plus fortes, rapides, ataxiques et meurtrières; je crois même que ces fièvres, dans le Bas-Armagnac, se rapprochent beaucoup de la nature de celles qu'on appelle *typhoïdes*, si même elles ne sont pas réellement les mêmes. (1)

Ce qu'on est convenu d'appeler *fièvre* est donc sans réplique une maladie IDIOPATHIQUE, propre au cerveau, et une véritable CÉPHALITE, ou mieux, les symptômes frigorifiques et calorifiques plus ou moins convulsifs de cette même céphalite, quand elle est passée par son maximum de force, c'est-à-dire, quand elle est passée par sa première ou par sa seconde crise, et qu'elle marche vers son déclin ou son atténuation, ou bien vers la mort.

Or, rien au monde ne peut contester l'*idiopathisme* de la fièvre; et si, parmi le corps médical, il se présentait quelque partisan de son *symptômatisme*, je ne lui souhaiterais, pour le ramener sous mes drapeaux idiopathiques, que d'être atteint de cette même fièvre, afin qu'il pût l'observer, non-seulement en médecin philosophe, mais encore pour compléter son étude, en ressentir les effets réels, et, par ce moyen, se dessiller ou sortir de sa grande erreur, ainsi que je l'ai fait moi-même à ma grande satisfaction; car, malgré toutes mes études et mes observations médicales et vétérinaires, je n'aurais jamais positivement su, si je n'y avais été en proie, ce que c'était que cette même fièvre; et d'où il suit, que je remercie sincérement *Dieu* d'avoir eu la bonté de m'envoyer un pareil cadeau : remercîment que ne lui ont certainement pas fait l'innombrable quantité des personnes qui en ont reçu de semblables, surtout les étrangers à ces lieux marécageux, qui, tous sans exception, ont été forcés de leur payer un sinistre et onéreux tribut, quelle qu'ait été la force ou la trempe de leur tempérament.

---

(1) J'examinerai, dans un autre ouvrage, si aucun autre organe de l'économie vivante, *que le cerveau*, peut réellement être le siége de ce qu'on entend par le mot *fièvre*.

Quatrième Partie.

Un organe d'une aussi générale influence sur l'économie vivante que l'est sans contredit le cerveau, ne peut sans doute qu'être affecté d'une foule de maladies plus ou moins graves, qui viennent déranger ses fonctions, soit dans les personnes, soit dans les animaux, d'une manière plus ou moins fâcheuse; mais, parmi ces maladies, je crois que la céphalite aigüe ou chronique, différemment modifiée, est une des plus fréquentes. Je dirai donc, d'après tout ce qui précède :

1.º Que *les maux de tête généraux*, constans ou périodiques, portés à un degré d'intensité plus ou moins grand et accompagnés d'une chaleur mordicante ou fiévreuse, quand d'ailleurs on fait assez bien toutes ses autres fonctions, sont le fruit d'une céphalite complète, plus ou moins légère, plus ou moins chronique et plus ou moins périodique.

2.º Que la *migraine*, ordinairement périodique, et qui retentit toujours sur l'oeil du côté de la douleur cérébrale régnante, n'est autre chose qu'une céphalite chronique et périodique de la moitié ou d'une partie du cerveau, qui reparait, selon les circonstances corporelles et atmospériques, à des époques plus ou moins éloignées.

3.º Que *la fluxion périodique des yeux des chevaux, comme celle de quelques bêtes à corne*, n'est également qu'une céphalite ou fièvre cérébrale chronique, à périodes plus ou moins longues et plus ou moins irrégulières, selon le tempérament des sujets et les influences terrestres et atmosphériques régnantes; ainsi qu'on l'observe dans la migraine et dans certaines fluxions périodiques des personnes qui, comme dans les chevaux, ont souvent pour terme la cécité ou la cataracte. Je crois même que cette fluxion périodique des chevaux qui, à un si grand nombre de sujets, cause la cataracte ou la cécité totale ou partielle, reconnaît pour cause prochaine, non seulement des accidens crâniens ou cérébraux, l'habitation ou le pacage dans des lieux humides ou marécageux, des violens et subits arrêts de transpiration cutanée et pulmonaire, et autres circonstances contraires à la marche de l'économie animale, mais encore *l'énervation cérébrale des étalons*, dont ils sont issus, épuisés à chaque instant par de trop fréquentes saillies, que l'avoine ni l'abondance de la bonne nourriture ne peuvent complétement réparer; non plus que dans les personnes tombées dans les mêmes excès, ainsi que cela s'observe si fréquemment et qui communiquent également ces déplorables résultats, après s'être ruinées elles-mêmes et souvent sans le savoir, à leurs malheureuses progénitures, qui, tombant souvent elles-mêmes dans ces mêmes vices, font rapidement marcher l'espèce humaine vers sa ruine ou sa détérioration physique et morale. Et qu'on ne vienne point contester cet incontestable fait, ni celui des rapports directs et intimes qui existent entre les fonctions des organes génitaux et celles du cerveau ou de la vie, parce qu'il n'est peut-être personne qui n'en ait ressenti une fois ou autre les nuisibles effets; et parce que d'ailleurs on sait qu'il existe des classes d'insectes, où le mâle perd constamment la vie dans l'acte de la procréation, ou peu d'instans après. On sait enfin, pour appui de cette vérité, que l'excès d'amour physique éteint l'amour moral, comme l'excès d'amour moral éteint l'amour physique.

4.º Que ce qu'on appelle dans les bêtes à corne, *mal de tête, mal de contagion, catarrhe nazal gangréneux*, ou, dans certains lieux, *goutte sereine, cascou, etc.*, n'est autre chose qu'une céphalite ou fièvre cérébrale des plus aigües, puisqu'elle parcourt ordinairament ses périodes du premier au neuvième jour et plus souvent du premier au troisième de son invasion, époque ou la mort arrive presque constamment : car, le coma, la léthargie, l'anxiété, les frissons fiévreux, la chaleur brûlante du crâne et des cornes, l'opacité des yeux, surtout de la cornée lucide et même la cécité complète, les mucosités et croûtes sanguinolentes des narines, et tous les autres symptômes qui caractérisent cette funeste maladie des bêtes à corne (puisqu'on n'en guérit presque aucune), prouvent évidemment qu'elle n'est réellement qu'une véritable céphalite des plus violentes ou des plus aigües.

5.ᵉ Que la *phrénésie, vertige ou vertigo*, dans le cheval, n'est également qu'une céphalite aigüe, des plus violentes.

6.º Que la *rage* n'est probablement non plus qu'une véritable et ardente céphalite, compliquée quelquefois d'angine gangréneuse.

7.º Que la plupart des *phrénésies ou manies furieuses* dans les animaux comme dans les personnes, ne sont très probablement non plus que des céphalites diverses, ou leurs suites immédiates.

8.º Qu'enfin, *une foule d'autres maladies*, tant des animaux que des personnes, pourraient également être placées dans le rang de ces céphalites; ainsi qu'on doit le voir distinctement.

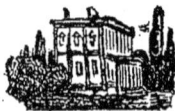

moi, à ma famille et à bien d'autres personnes, des douleurs frigorifiques des plus tranchantes et déchirantes ou insupportables. On doit tout simplement préférer alors, ainsi que je le faisais et que bien d'autres le font, se rouler la tête et surtout le front d'un côté à l'autre du traversin, où, en changeant ainsi de position, on trouve toujours une fraîcheur nouvelle et suffisante pour tempérer momentanément et sans brusques secousses cette oppressante chaleur cérébrale; d'autant plus qu'une abondante transpiration crânienne serait beaucoup plus avantageuse que cette réfrigération; laquelle pourrait peut-être développer quelque hydropisie cérébrale, et par ce moyen aggraver et compliquer infiniment l'affection.

Si le malade transpire ou sue notablement, on doit, dès que sa chemise est mouillée, promptement et chaudement le changer; et puis laisser aller la sueur son cours naturel, en le rechangeant à mesure du besoin.

Enfin, si ce malade ne veut point aggraver son état, ou tomber en de faciles rechutes, il ne doit point, soit pendant sa maladie, soit pendant sa convalescence, trop manger, marcher, travailler, parler, lire, écrire, réfléchir, occuper son esprit, ni s'inquiéter ou s'emporter, ni s'exposer aux fortes chaleurs ou aux grands froids, ni à l'humidité matinale ou sérotinale, ni aux brouillards ou aux pluies, ni aux vents humides et froids, surtout d'ouest; en un mot, il doit s'observer et se ménager en tout point, tel qu'un être éminemment impressionnable, et se maintenir à son aise ou en liberté complète sous tous les rapports, pour prendre toutes les positions et tous les mouvemens favorables et agréables; afin de ne point contrarier les salutaires efforts de la nature, pour achever de repousser son opprimant ennemi, le chasser totalement de l'économie animale, et y rétablir la santé sur le trône de l'appétit, de la gaîté, de la force, de l'action physique et morale et du bonheur.

FIN.

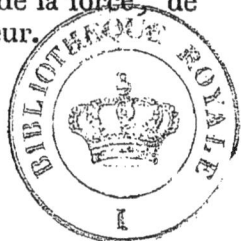

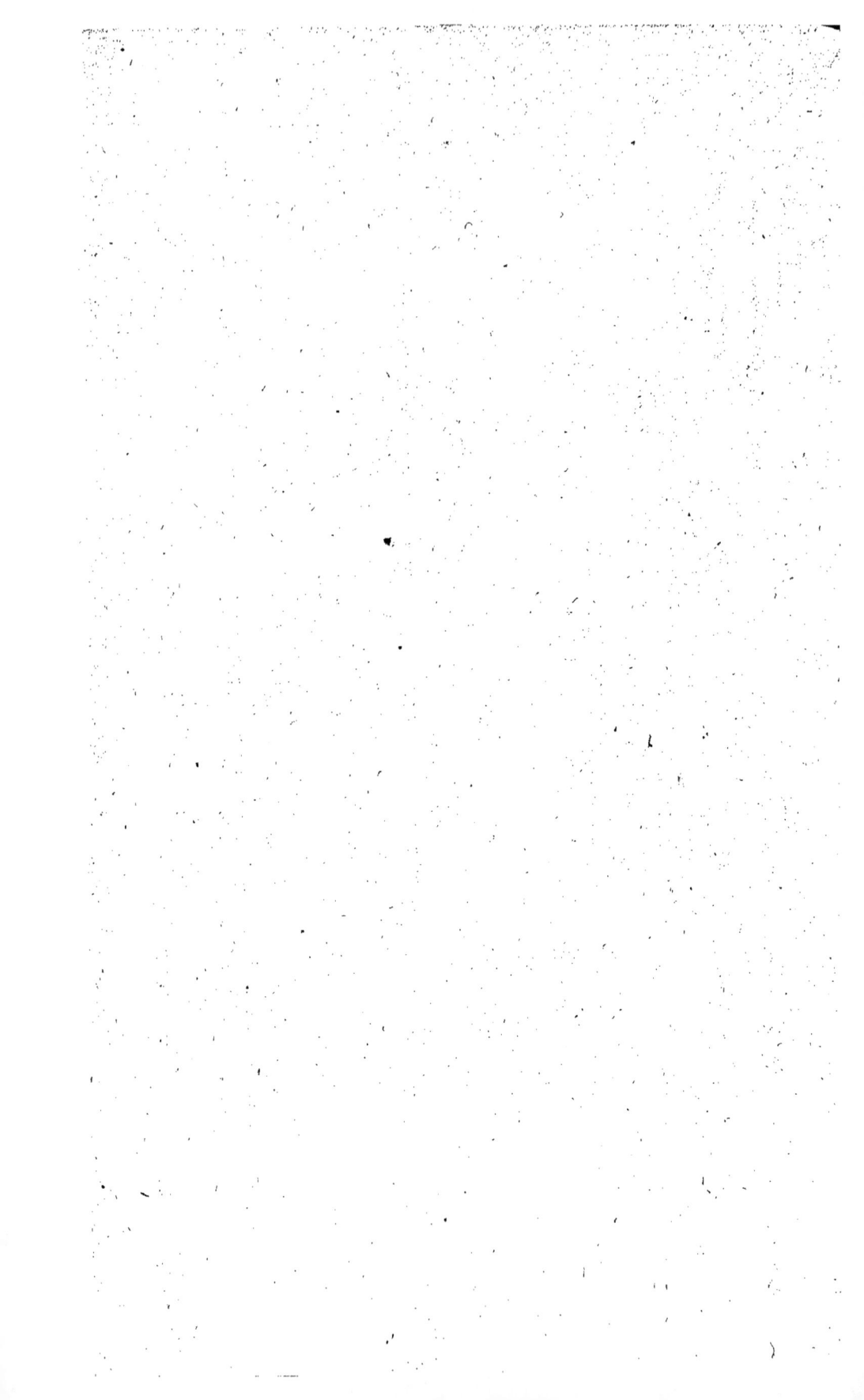

www.ingramcontent.com/pod-product-compliance
Lightning Source LLC
Chambersburg PA
CBHW071430200326
41520CB00014B/3640